CONSEILS

AUX PERSONNES

QUI ONT

PERDU DES DENTS

PAR

A. PRÉTERRE

DENTISTE AMÉRICAIN, LAURÉAT DE LA FACULTÉ DE MÉDECINE
DE PARIS,

Rédacteur en chef de l'*Art dentaire*

Pas de dents, pas de santé.

PARIS

CHEZ L'AUTEUR

29, Boulevart des Italiens, 29

—

1867

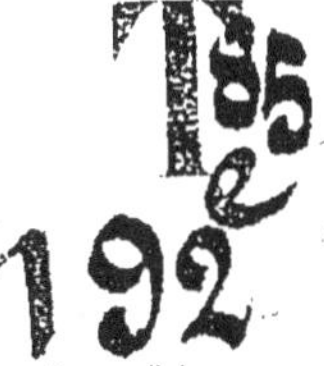

PARIS. — IMPRIMERIE DE COSSE ET J. DUMAINE

2, rue Christine, 2

CONSEILS

AUX PERSONNES

PERDU DES DENTS

PAR

A. PRÉTERRE

DENTISTE AMÉRICAIN, LAURÉAT DE LA FACULTÉ DE MÉDECINE
DE PARIS,

Rédacteur en chef de l'*Art dentaire*

Pas de dents, pas de santé.

PARIS

CHEZ L'AUTEUR

29, Boulevart des Italiens, 29

———

1866

OUVRAGES DE M. A. PRÉTERRE :

Les dents. Structure et développement ; conservation, maladies et prothèse. 1 vol. in-18, *franco*, 2 fr. 25.

L'art dentaire, revue de la chirurgie et de la prothèse dentaires, paraissant tous les mois, depuis onze années. 7 fr. par an, pour la France ; et 10 fr. pour l'Etranger.

Traité des divisions congénitales ou acquises de la voûte du palais et de son voile. 1 vol. in-8° avec de nombreuses gravures. Prix, 15 fr.

Musée des restaurations buccales. 1 vol. gr. in-8°, avec un grand nombre de figures, d'après nature. 16 fr.

Traité complet de chirurgie et de prothèse dentaires. 1 vol. gr. in-8°, avec gravures. (*En préparation.*)

De la première et de la seconde dentition, Conseils aux mères de famille. Broch. in-32, *franco*, 1 fr. 25.

Conseils aux personnes qui ont perdu des dents. Broch. in-18, *franco*, 1 fr. 25.

De l'emploi du protoxyde d'azote pour extraire les dents et pratiquer les opérations dentaires sans douleur. Broch. in-8°, 2e édition, *franco*, 1 fr. 20.

Des élixirs et poudres dentifrices. Leurs inconvénients. Notice sur la poudre et l'élixir Préterre, Broch. in-32, *franco*, 1 fr.

RÉCOMPENSES DÉCERNÉES A L'AUTEUR :

PRIX DE 1,200 FRANCS

Décerné en 1863

PAR LA FACULTÉ DE MÉDECINE DE PARIS

MÉDAILLE DE 1re CLASSE	10 GRANDES MÉDAILLES
Montpellier.	Aux Expositions de France et de l'Étranger.

MÉDAILLE UNIQUE

(Prothèse Dentaire)

EXPOSITION UNIVERSELLE DE PARIS 1855
ET DE LONDRES 1862

RÉSUMÉ

de l'usage de la Poudre et de l'Élixir dentifrices Préterre.

L'usage de la poudre et de l'élixir Préterre est indiqué pour les soins de propreté auxquels il convient d'avoir recours chaque matin. On applique un peu de poudre sur une brosse de crin et on se frotte les dents en tous sens. On se rince ensuite la bouche avec de l'eau additionnée d'élixir : une cuillerée à café pour un demi-verre d'eau.

Après chaque repas, il est nécessaire de se rincer la bouche pour enlever les débris d'aliments accumulés entre les dents. De l'eau pure souvent ne suffit pas pour cet usage, il faut l'additionner d'élixir pour raffermir les gencives.

La fétidité de l'haleine est une infirmité extrêmement commune. Les substances désinfectantes que contient notre élixir jouissent de la propriété de la dépouiller de toute odeur et lui communiquent un parfum agréable. Par ce moyen l'odeur du tabac disparaît complétement. Une cuillerée à bouche dans un verre d'eau est une dose suffisante.

Dans un grand nombre de cas, le mal de dents, notamment celui qui résulte d'une inflammation des gencives, d'une névralgie dentaire et d'une carie, est calmé par l'usage de notre élixir. Lorsque la douleur est produite par une dent cariée, présentant une cavité, on introduit dans son intérieur une boulette de coton imbibée d'élixir. Ce moyen est presque infaillible pour calmer la douleur.

Le déchaussement et l'ébranlement des dents sont des affections très-communes ; au moyen de notre élixir nous parvenons presque toujours à les combattre.

Lorsqu'on est forcé d'avoir recours aux dents ou pièces artificielles, il est indispensable de les soumettre à des soins minutieux pour les garder indéfiniment intactes. Le moyen de les conserver et de les tenir dans un état de propreté convenable consiste à les ôter la nuit, les placer dans un verre d'eau additionnée d'une cuillerée d'élixir, et à les frotter le soir et le matin avec une brosse à dents enduite de poudre dentifrice.

Prix du flacon d'Élixir. . . . . 5 fr.
Prix de la boîte de Poudre dentifrice. . . 5 fr.

PRÉFACE

Nous avons exposé dans notre dernier ouvrage sur les dents (1), les maladies qui peuvent atteindre ces organes et les moyens qui permettent de s'en préserver ou de s'en guérir.

Nous avons montré en même temps

---

(1) Les dents, structure et développement, conservations, maladies et prothèse. *Franco 2 fr. 30 c.*, chez l'auteur.

l'influence considérable des dents sur la santé, et la nécessité de les remplacer lorsqu'elles ont été perdues. Nous nous proposons aujourd'hui, en écrivant ce petit opuscule, de résumer avec clarté les circonstances dans lesquelles il faut avoir recours aux dents ou rateliers artificiels, les difficultés que présente leur choix, et enfin les moyens d'en faire usage sans gêne, et de les conserver sans altération. Nous avons essayé surtout de combattre les préjugés, aussi nuisibles que nombreux, qui empêchent un grand nombre de personnes de profiter des bienfaits d'une des branches les plus utiles de l'art du dentiste, la prothèse. (Pièces artificielles.)

I

Importance des dents.

On ignore généralement l'importance des dents et on ne se doute pas de l'influence considérable que leur absence peut exercer sur la santé. Beaucoup d'affections de l'estomac proviennent, ainsi que nous l'établirons plus loin, de l'absence de ces précieux organes, et remplacer les dents perdues par des dents artificielles est, dans ce cas, le seul moyen de rétablir la santé.

1.

La durée de la vie humaine est évidemment en raison du degré de perfection avec lequel s'exécutent les différentes fonctions du corps. De toutes ces fonctions, la plus importante est la digestion ; car aussitôt qu'elle est arrêtée ou qu'elle se fait imparfaitement, toutes les autres s'interrompent bientôt ou s'exécutent d'une façon incomplète.

Pour que la digestion se fasse régulièrement, il faut que les aliments soient rendus parfaitement assimilables, et pour qu'ils soient tout à fait assimilables, il faut qu'ils aient été complétement broyés. Si l'aliment a été mal trituré, les affections les plus graves en sont la conséquence.

« Certaines parties végétales, dit le sa-
« vant physiologiste Bérard, résistent
« complétement à l'action des sucs de
« l'estomac et du tube digestif. Or, si ces
« parties servent d'enveloppe à des prin-

« cipes nutritifs, il faut qu'elles soient
« entamées pour que ceux-ci soient di-
« gérés. Si une lentille, un haricot, un
« pois, voire même un grain de raisin,
« n'ont pas reçu un coup de dent ou n'ont
« pas été écrasés dans la bouche, ils tra-
« versent tout le tube digestif sans être
« attaqués, de sorte que la fécule et
« les principes azotés qu'ils renferment,
« n'ayant point subi l'action des sucs di-
« gestifs, sont perdus pour la nutrition. »

« Cet acte préparatoire est tellement
« important, écrit M. Oudet, qu'il ne sau-
« rait s'exercer incomplétement sans que
« des dérangements plus ou moins grands
« ne surviennent dans les fonctions di-
« gestives. Si, dans l'état de santé, cette
« influence se fait si souvent sentir, que
« sera-ce donc lorsque l'estomac ou les
« intestins séront le siége de quelque
« altération? Les substances alimentaires

« parvenant à ces organes·sans avoir reçu
« dans la bouche les modifications néces-
« saires excitent, de leur part, un surcroît
« d'activité qui augmente nécessairement
« leur état morbide ; je ne saurais donc
« trop appeler l'attention des médecins
« sur la nécessité de prendre en grande
« considération la manière dont s'accom-
« plit la mastication chez les personnes
« atteintes d'affections des voies diges-
« tives. *Il me serait facile de citer plus de*
« *soixante observations de maladies de l'esto-*
« *mac ou de l'intestin qui auraient résisté*
« *longtemps aux secours de la médecine et*
« *que j'ai vu diminuer très-sensiblement ou*
« *cesser entièrement par l'application d'un*
« *dentier qui permettait à ces malades de*
« *pouvoir mâcher convenablement leurs ali-*
« *ments.* »

Les expériences de Réaumur ont démontré, depuis longtemps, que les ali-

ments ne pouvaient être digérés qu'après avoir été parfaitement broyés. Il fit avaler à des moutons des tubes remplis d'herbe imbibée de salive. La trituration seule manquait à cet aliment, et cependant, deux jours après son ingestion, il n'avait encore subi aucune modification. Spallanzani rendit cette expérience encore plus concluante : il fit avaler à un mouton des tubes contenant les uns de l'herbe mâchée, les autres de l'herbe simplement coupée. L'herbe mâchée fut seule digérée, celle qui ne l'avait pas été resta intacte.

On peut affirmer, sans crainte d'être démenti par les faits, que les trois quarts des affections de l'estomac et certaines névralgies résultent d'une mastication insuffisante des aliments. « Tout individu « qui mâche incomplétement par suite du « mauvais état des dents, ou de la mu- « queuse buccale, ou pour cause de pré-

« cipitation, disait récemment le docteur
« Durand–Fardel, dans un mémoire pré–
« senté à la Société d'hydrologie, est à peu
« près infailliblement dyspepsique. »

Cette opinion est celle, du reste, de
tous les auteurs qui ont écrit sur cette ques-
tion (1) ; elle se trouve formulée notamment dans un travail tout récent de M. le
professeur Mialhe sur *la Dyspepsie par
cause de mastication insuffisante.*

M. le docteur Carnet n'est pas moins
explicite dans son récent Traité sur les
maladies de l'estomac (2). Il insiste sur le
rôle important des dents pour la conservation de la santé.

---

(1) Voyez les ouvrages du professeur Piorry, et
principalement la 2ᵉ édition de son *Traité des Pe-
tits moyens.*

(2) Doct. Carnet, *Maux d'estomac, Constipation.
Régime et traitement*, chez Dentu , Palais-Royal,
Vol. 2 fr.

Bien souvent on traite les individus at—
teints de ces maladies par tous les moyens
possibles et sans succès. Si l'on cherchait
à remonter à la cause du mal, on la trou-
verait dans l'état des dents, et il serait facile alors d'y remédier.

Les dents servent non-seulement à pré-
parer l'acte important de la digestion;
mais encore, celles de devant surtout, à
l'articulation des mots. Leur perte en-
traîne l'aplatissement, et, par suite, le
manque de sonorité de la voûte palatine,
rend la prononciation difficile en même
temps qu'elle détruit complétement la
beauté du visage.

On voit, par ce qui précède, quelle
influence l'état des dents peut avoir sur
la santé et combien il importe de tout
faire pour les conserver [1].

(1) Une des causes les plus fréquentes de la perte

Lorsque , faute de soins assez fréquents, elles ont été perdues [1]; lorsque, faute d'avoir eu assez tôt recours à l'aurification, obturations à l'or, on les a laissées se carier complétement, il faut absolument les remplacer par des dents artificielles [2] et en même nombre que celles perdues, tout en s'efforçant de conserver

des dents est leur déchaussement et l'inflammation des gencives, voyez à ce sujet notre livre *les Dents*, etc.

(1) Voir, pour les soins à donner aux dents pour assurer leur conservation, notre livre *Les Dents*, hygiène et conservation, 2 fr. 25 *franco* (Maladies des gencives, conservation, déchaussement, aurification et plombage, etc.).

(2) Beaucoup de personnes reculent devant les extractions que nécessite quelquefois la pose d'une pièce artificielle. Ces opérations ne peuvent plus être considérées comme douloureuses depuis l'emploi que nous faisons du protoxyde d'azote pour abolir la souffrance.

celles restantes par des opérations appropriées et non douloureuses. Si les dents artificielles sont convenablement posées, elles feront le même usage que les dents naturelles.

Au moyen d'une aurification habile on pourrait certainement conserver la plupart des dents qu'on laisse perdre ; malheureusement, cette opération, d'une exécution très-difficile, est en général fort mal pratiquée par la plupart des dentistes, et donne alors les plus tristes résultats.

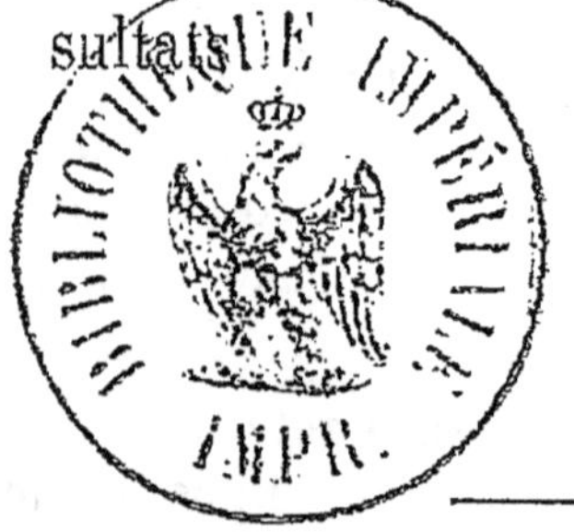

II

Des Dents et Rateliers artificiels.

Après avoir montré l'importance des dents et l'utilité de leur présence pour la régularité des fonctions de l'estomac, nous allons parler des moyens de remplacer les dents naturelles par des dents artificielles. Cette opération s'exécutait d'une façon bien imparfaite, il y a quelques années à peine; mais les progrès de la chirurgie dentaire ont été si rapides qu'il est possible maintenant de remplacer les dents absentes par des dents qui auront exactement le même aspect et serviront aux mêmes usages.

Bien que d'ignorants charlatans imposent chaque jour aux dents artificielles les noms les plus variés, toutes les espèces connues se réduisent à trois, au point de vue de la composition. Ce sont les dents humaines, les dents d'hippopotame, dites *osanores*, et les dents minérales.

Dents humaines.

Ces dents, dont il se fait un commerce considérable, et qu'on se procure généralement dans les ambulances des armées, seraient évidemment celles qu'il faudrait préférer, si elles ne présentaient pas le grave inconvénient de s'altérer souvent très-rapidement et d'être, par cela même, moins bien acceptées que les dents minérales. Leur durée dépasse rarement trois à six ans.

Dents d'hippopotame.

Les dents d'hippopotame, baptisées du nom pompeux d'*osanores* par des industriels ignorants, sont les plus détestables dents artificielles dont on puisse faire usage. Elles jaunissent très-rapidement, communiquent à l'haleine une odeur infecte, et sont complétement détruites en peu de mois.

Dents minérales.

Ces dents ont été perfectionnées par les dentistes américains; elles sont supérieures à tout ce qui a été fait jusqu'à ce jour. Ce sont les seules qui soient complétement inaltérables. En outre, comme il est facile de leur donner la teinte qu'on veut, on peut les rendre tout à fait semblables aux dents restantes.

Moyens en usage pour faire tenir les dents et les râteliers artificiels.

On employait autrefois, pour faire tenir les dents et râteliers artificiels, des pivots entrant dans les racines et des crochets ou des ressorts s'adaptant aux dents voisines ou aux dentiers. Ces procédés, qui provoquaient une foule d'inconvénients, tels que l'ulcération des gencives et des joues, ainsi que la chute des dents servant de point d'appui, ne sont plus employés que par des dentistes tout à fait ignorants. Ils ont été remplacés par un nouveau système, qui permet aux dents et aux râteliers d'adhérer aux gencives sans crochets, ressorts ni ligatures, mais simplement par la pression atmosphérique résultant du vide qu'on produit en aspirant fortement l'air renfermé entre les gencives et l'appareil. C'est nous qui avons perfectionné et importé ce système en France, et l'on nous excusera d'entrer ici dans quelques détails sur une innovation dont il suffit, pour en montrer l'importance, de rappeler qu'elle nous a valu de nombreuses récompenses, telles que l'unique médaille accordée à ce genre d'appareil à l'exposition universelle de Paris en 1855, la grande médaille à l'exposition de Londres en 1862, la seule qui ait été décernée sur cent quatre-vingt et un concurrents. Voici, du reste, un extrait du catalogue des objets exposés dans la section des États-Unis d'Amérique :

« Les échantillons de dents aurifiées [1]
« et de pièces artificielles que M. Préterre
« a soumis à l'appréciation du public et du
« jury de l'exposition, constituent, à n'en
« pas douter, le plus haut degré de per-
« fection qui ait encore été atteint dans
« ces deux branches de l'art du den-
« tiste...

---

(1) L'aurification est une opération sans douleur qui a pour but de remplir avec des feuilles d'or la cavité des dents cariées.

Dans une aurification parfaite, l'or introduit dans la dent doit faire corps avec elle, comme si l'on avait coulé dans sa cavité le métal en fusion. Non-seulement l'or comble exactement cette cavité, mais encore il reproduit la forme de l'organe et soutient les frêles parois sur lesquelles il se moule bien plus qu'il n'est soutenu par elles. Une dent dont la couronne était presque réduite à son émail acquiert ainsi la solidité d'un lingot. Cette opération est si délicate et si utile que certains dentistes, en Amérique, en font l'objet tout spécial de leur pratique, et se sont ainsi acquis une grande réputation.

Nous avons été les premiers à la décrire en France. où elle est encore rarement bien exécutée.

« ...Cet heureux perfectionnement a
« amené la suppression complète des piè-
« ces en hippopotame ou en dents hu-
« maines, dont les nombreux inconvé-
« nients sont aujourd'hui bien connus, et
« que les dentistes américains ont depuis
« longtemps bannies de leur pratique,
« ainsi que les ressorts si gênants et les
« pièces à crochets fixes qui ébranlent et
« coupent peu à peu les dents sur les-
« quelles elles s'appuient, et dont le dé-
« placement est toujours difficile, sinon
« impossible. On comprend aisément que
« la fixité d'une pièce ne permettant pas
« de la nettoyer, les parcelles alimentaires
« s'y accumulent, s'y corrompent, cau-
« sent l'inflammation des gencives et don-
« nent une odeur désagréable.

« Par une nouvelle méthode, qui repose
« sur une loi physique, M. Préterre ob-
« tient une adhérence complète qui per—

« met la suppression de toute espèce de
« mécanisme ou de ressorts ; dès lors,
« l'application des pièces a lieu sans au-
« cune souffrance ; aucun dérangement
« n'est à craindre dans leur usage, et le
« déplacement s'en fait à volonté.

« Un autre avantage de son système est
« la facilité avec laquelle, lorsqu'un acci-
« dent survient à un dentier, il peut rem-
« placer une ou plusieurs dents, en sou-
« mettant de nouveau la pièce au feu,
« ce qu'on ne peut faire avec les autres
« méthodes de dentiers en pâte minérale
« ordinaire, dont la réparation est pres-
« que toujours impossible.

« En résumé, avec ce nouveau pro-
« cédé :

« Solidité plus grande, suppression de
« tout mécanisme.

« Ressemblance toujours parfaite des
« dents et des gencives.

« Inaltérabilité de la substance compo-
« sant les pièces.

« Réparation facile.

« Prix égal à celui des systèmes le plus
« en vogue. »

En 1859, nous avons encore amélioré ces procédés en introduisant en France un perfectionnement de la plus haute importance. Aux plaques d'or, de platine ou d'argent, naguère employées, nous avons associé une matière aussi inaltérable, mais souple et élastique, sans éclat métallique, mais susceptible d'un extrême poli, d'une couleur enfin qui s'harmonise, au gré de l'opérateur, avec les nuances plus ou moins rosées des gencives. Cette substance, à laquelle nous avons donné le nom de *vulcanite*, est composée de séve de *balata*[1], additionnée de matières coloran-

---

[1] *Sapota Mülleri (sapotacées).*

tes. En raison probablement de la difficulté de sa préparation, nous sommes, jusqu'à ce jour, le seul qui l'employons. Avec elle les empreintes et les contre-empreintes sont d'une fidélité bien plus parfaite que par les anciens procédés, et l'ajustement des pièces se fait plus correctement. On reprochait aux plaques métalliques leur extrême conductibilité, qui transmet au collet des dents et à la muqueuse les températures variées des matières alimentaires : rien n'est moins conducteur du calorique que la matière associée à l'or que nous employons.

Pour bien comprendre le principe sur lequel repose notre système de dents artificielles, il suffit de se rappeler une expérience qu'on répète dans tous les cours de physique, et qui est connue sous le nom d'expérience des hémisphères de Magdebourg. Ces hémisphères sont composés,

comme on sait, de deux calottes sphéri-
ques s'emboîtant parfaitement, et qu'on
peut séparer avec la plus grande facilité
avant qu'on y ait fait le vide. Mais, aussitôt qu'on a retiré avec une machine
pneumatique l'air qu'elles renfermaient,
il devient à peu près impossible de les
séparer. Il en est de même de nos appareils quand, après les avoir appliqués
sur les gencives, on aspire fortement
l'air contenu entre elles et eux : ils
adhèrent avec presque autant de force
que les dents naturelles. C'est à cette
petite opération, nécessaire pour les faire
tenir, que nos dentiers doivent le nom
de dentiers à succion ou à pression atmosphérique.

On a cru pendant longtemps que le système qui précède ne pouvait être employé
que lorsqu'il s'agissait d'un dentier complet, parce qu'on pensait qu'une pièce ne

portant qu'un petit nombre de dents ou une seule, n'offrirait pas à la pression atmosphérique une surface assez large. L'expérience a démontré que cette opinion était erronée, et on a reconnu qu'il était aussi facile de poser une seule dent artificielle qu'un râtelier très-complet.

Les dentiers à succion ne produisent tous les effets qu'on est en droit d'en attendre que lorsqu'ils ont été construits avec beaucoup de soins, car l'adhésion de la base du dentier aux gencives résulte de l'exactitude de son adaptation. Pour que l'adhérence soit complète, il faut que cette adaptation soit parfaite. Si la plaque a été mal moulée, ou si elle s'est déformée pendant que l'on y soudait les dents, elle ne se maintiendra pas en place quand elle sera placée sur la mâchoire. C'est donc avec raison que le professeur Harris dit : « Quand on n'apporte pas à

« la fabrication de ces dentiers des pré-
« cautions judicieuses et une habileté
« spéciale, on peut s'attendre à les voir
« échouer complétement, ou au moins à
« adapter des pièces dont l'usage ne sera
« ni satisfaisant ni avantageux. Lors-
« qu'une pièce artificielle ne produit pas
« tout l'effet qu'on est en droit d'attendre
« c'est qu'elle est mal faite. »

Quelque bien exécutée que soit une pièce artificielle, il arrive quelquefois qu'on est obligé d'y retoucher, attendu que certaines portions des gencives peuvent, sous la pression de l'appareil, s'excorier ou s'enflammer et éprouver des changements de forme qu'il est impos-sible de prévoir et que les retouches viennent modifier complétement.

Toute personne douée de patience et qui présente une conformation ordinaire de la bouche, peut espérer retrouver, au moyen d'une pièce artificielle, une élocution aisée, la parfaite articulation des mots et la faculté de mâcher toutes sortes d'aliments.

Lorsqu'on place un râtelier artificiel ou même la plus petite pièce dans la bouche d'un individu qui n'en a jamais porté, il éprouve une certaine gêne. Non-seulement il lui est impossible de mâcher les aliments avec ses nouvelles dents, mais encore il éprouve une difficulté extrême pour prononcer les mots. Au bout de quelques semaines, et souvent au bout de quelques jours, ces inconvénients ont complétement disparu. Beaucoup de personnes s'étonnent de ne pouvoir se servir immédiatement des dents artificielles comme de leurs dents naturelles. En y réfléchissant elles devraient comprendre qu'un dentier est en réalité un instrument dont on ne parvient à se servir qu'après une certaine habitude. Il ne suffit pas qu'on mette une plume ou un instrument de musique dans la main d'un enfant pour qu'il sache écrire ou jouer, il faut, et l'individu porteur d'un dentier est dans le même cas, qu'il apprenne à s'en servir, et la *PATIENCE* est la première condition du succès.

Ce n'est qu'au moyen de soins convenables qu'on peut préserver les pièces artificielles de toute altération ; on doit les brosser tous les jours avec notre poudre dentifrice et les rincer ensuite dans de l'eau additionnée de notre élixir [1]. En raison des substances antiputrides qu'ils renferment, cette poudre et cet élixir assurent aux dents artificielles, comme

---

(1) Voyez notre brochure sur l'Emploi des élixirs dentifrices, au bureau du journal l'*Art dentaire*, boulevard des Italiens, 29. Prix : 1 fr.

aux dents naturelles, une conservation très-longue.

On ne doit pas garder la nuit les pièces artificielles, afin que les gencives puissent se reposer de leur contact.

Quelques personnes ne retirent jamais leur pièce pour la nettoyer ; d'autres se contentent de la retirer une ou deux fois par semaine, s'en tenant à la laver en se rinçant la bouche. Nulle pratique n'est plus préjudiciable ! Il est impossible que la pièce soit tenue propre en se rinçant simplement la bouche, il faut la retirer pour qu'elle soit bien nettoyée. D'ailleurs, la bouche s'affectera nécessairement, les gencives s'ulcéreront si elles restent constamment recouvertes d'une pièce artificielle.

Il ne faut pas perdre de vue, en effet, que les gencives sont recouvertes d'épithélium, dont la nature est de se reproduire et de se détacher sous forme de lamelles ; les petites écailles sont entraînées par la langue et les aliments. Si cet épithélium reste constamment recouvert d'une pièce artificielle, il arrivera nécessairement que la formation de nouvelles cellules ayant lieu constamment, et les anciennes ne pouvant être entraînées, ces écailles formeront bientôt une couche assez épaisse qui, s'accumulant sous la plaque des dentiers, agira bientôt comme un corps étranger. On ne tardera pas, en effet, à voir la muqueuse s'enflammer, l'épithélium ne plus se reproduire ou s'ulcérer, dégénérer même, les cellules ne plus adhérer ensemble pour s'étaler en membrane continue.

Si, à ce moment, l'on enlève la pièce artificielle, on trouvera la muqueuse rouge, enflammée, injectée de sang, saignante au moindre attouchement et très-ramollie.

Sur la surface de la plaque, en contact avec la muqueuse, une matière sébacée, blanche, excessivement irritante, se sera concrétée.

On doit avoir grand soin de ne pas contracter la mauvaise habitude de garder la nuit une pièce artificielle, à moins que cela ne soit absolument exigé par des convenances impérieuses, mais c'est là un cas exceptionnel, et quand il se présente, on devrait changer de pièce le soir, en remplaçant celle qu'on porte dans la journée par une autre à base plus étroite que celle dont on se sert pour mâcher.

On ne retire qu'un seul avantage des pièces portées la nuit, c'est de tenir les mâchoires séparées, écartées l'une de l'autre. Les gencives étant, à l'état naturel, constamment baignées par la salive et nettoyées par le frottement de la langue et des aliments, etc., il est grandement à désirer qu'elles restent libres au moins huit heures sur vingt-quatre.

Lorsqu'on ne les garde pas dans la bouche, elles doivent être placées dans un verre plein d'eau additionnée d'une petite cuillerée d'élixir.

Il faut avoir recours aux pièces artificielles dès qu'on aura perdu quelques grosses ou petites molaires. Ces dents servent, non-seulement à la mastication, mais encore maintiennent les dents restantes qui, isolées, tomberaient ou dévieraient rapidement, et dès qu'elles sont absentes il faut les remplacer. Si on prenait l'habitude de mâcher avec les dents de devant, celles du haut seraient bientôt rejetées en avant ou usées, en raison de l'effort qu'exercent sur elles celles d'en bas, et la difformité, dite *menton de galoche*, en serait bientôt la conséquence. Les incisives ne sont pas conformées de façon à broyer les aliments, et il est inutile de chercher à les faire servir à cet usage.

Nous ne saurions trop insister en terminant sur la difficulté extrême qu'il y a à bien réussir un râtelier. Un dentiste expérimenté, très-instruit, et possédant des ateliers convenablement organisés, peut seul conduire cette opération à bonne fin. Les industriels qui posent à bas prix des râteliers en 24 et 48 heures sont des charlatans ignorants, indignes de toute confiance. Si l'on réfléchit que ce n'est que par la pression atmosphérique qu'adhèrent les dentiers, dits à succion, on comprendra avec quelle précision rigoureuse ils doivent être ajustés et quels soins et quel temps exige leur adaptation sur des parties encore très-sensibles. On a tort de tant chercher à se procurer des dents artificielles ou des râteliers à prix réduits, car pour un organe artificiel aussi précieux et aussi indispensable que les dents, on doit toujours exiger quelque chose de parfait. Un dentier ou une pièce artificielle mal construits ne donnent que de mauvais résultats, d'amères déceptions, et peuvent occasionner, chez ceux qui les portent, les accidents les plus graves, ainsi que nous en avons vu des exemples. Quant aux dents artificielles isolées, lorsqu'elles sont mal ajustées, elles ont pour résultat inévitable la carie ou chute des dents voisines, tandis que leur rôle essentiel devrait être de les soutenir.

Dans le but de montrer aux lecteurs combien sont nombreuses les applications de la prothèse, nous reproduisons le catalogue des pièces qui composent notre musée des restaurations buccales, le seul de ce genre existant dans le monde entier.

Nous rappelons que ce musée renferme, outre les pièces nombreuses que nous avons imaginées pour le redressement des dents des enfants, les obturateurs de notre invention qui rendent la parole à ceux qui en sont privés, et les appareils prothétiques construits pour les hôpitaux civils et militaires et pour la pratique civile. Chargés par le Gouvernement des restaurations les plus difficiles sur les victimes des dernières guerres de Crimée, d'Italie et du Mexique, nous avons été obligés d'imaginer des appareils aussi variés que nombreux pour remédier aux innombrables difformités produites par les armes à feu. Nous donnons la liste d'une partie de nos appareils, en mettant en regard le nom des chirurgiens pour lesquels ils ont été construits. La simple inspection de cette liste fera comprendre à nos lecteurs à quel point nous avons élargi

le cercle des opérations habituelles d'un
dentiste.

Nélaton. Obturateur pour une fenestre palatine
pratiquée pour l'enlèvement d'un polype naso-
pharyngien (*Hôpital des Cliniques*).

Demarquay. Obturateur à ressort pour une division
syphilitique (*Maison municipale de santé*).

Ricord. Obturateur à ressorts palmés pour division
syphilitique du voile du palais (*Hôpital du
Midi*).

Trousseau. Obturateur à boule excentrique pour
une perforation du voile du palais (*Hôtel-
Dieu*).

Velpeau. Obturateur à cage métallique pour division
congénitale du voile du palais.

Denonvilliers. Obturateur à cage pour division
congénitale de la voûte et du voile du palais ;
résection de l'os incisé et chéïloplastie ; l'obturateur est porteur de quatre dents incisives
(*Hôpital Saint-Louis*).

Debout. Obturateur mi-rigide mi-souple, appliqué
pour division congénitale de la voûte et du
voile du palais avec un plein succès chez un
malade qui avait subi (1847) une opération in-
fructueuse de la staphylorrhaphie, par M. Roux
(*Présenté à la Société de chirurgie, le 26 juil-
let* 1862).

Mounier. Appareil destiné à combler une perte de substance résultant d'une fracture comminutive du maxillaire supérieur, avec destruction de la portion palatine et de toute l'arcade dentaire du côté gauche, à l'exception des trois molaires du côté gauche (*Plaie d'arme à feu. — Bataille de Magenta*).

Baron Larrey et Perrin. Restauration du maxillaire inférieur brisé comminutivement par une balle qui avait emporté en même temps une partie de l'arcade dentaire du côté droit (*Présenté à l'Acad. imp. de méd.—Bataille de Magenta*).

Baizeau. Appareil destiné à remplacer tout le corps de la mâchoire inférieure, détruit par une balle qui, en même temps, avait enlevé la presque totalité de la langue et rendu par là impossibles la mastication et la déglutition ; ces désordres déterminaient une perte de salive et des troubles de la digestion, auxquels cet appareil a également remédié. — Présenté au Conseil de santé des armées (*Hôpital du Val-de-Grâce. — Bataille de Solférino*).

Beyran. Restauration de la portion droite et de l'angle du maxillaire inférieur après fracture comminutive par un coup de feu (*Assaut de Malakoff*).

LEGOUEST. Appareil contentif appliqué pour la destruction du maxillaire inférieur et du menton par une balle (*Val-de-Grâce*).

Cet appareil a eu surtout pour résultat de remédier au chevauchement des dents et autres désordres, suites inévitables de la perte du maxillaire inférieur, sur la voûte palatine et sur l'arcade dentaire supérieure (*Bataille de Montebello*).

MAISONNEUVE. Restauration d'une portion du maxillaire supérieur après son ablation (*Malade présenté à l'Académie de médecine. — Hôpital de la Pitié*).

MICHAUX. Restauration du maxillaire supérieur droit, enlevé par une tumeur myéloïde.

MAISONNEUVE. Maxillaire inférieur en totalité, pour remplacer le maxillaire inférieur enlevé pour une tumeur de nature fibreuse développée dans le corps de l'os, et s'étendant de chaque côté du droit principalement (*Présenté à l'Académie de médecine. — Hôpital de la Pitié*).

BROCA. Obturateur pour une division de la voûte du voile du palais (*Hôpital de Bicêtre*).

PARISE *de Lille*. Maxillaire supérieur gauche et moitié latérale de l'ethmoïde du même côté entièrement remplacés à la suite de leur ablation nécessitée par une tumeur fibro-plastique.

CHASSAIGNAC. Obturateur pour une nécrose du maxillaire supérieur avec perforation de la voûte palatine.

NÉLATON et SÉDILLOT. Appareil destiné à combler une double fissure palatine.

Cet appareil est porté depuis sept ans, et comme il s'agissait ici de traumatisme, les résultats ont été immédiats; nul n'eût pu soupçonner l'infirmité du malade.

CULLERIER. Obturateur pour une fissure syphilitique du voile du palais. Il offre ceci de particulier que le ressort qui soutient la fente du voile du palais est de forme entièrement circulaire (*Hôpital du Midi*).

NÉLATON. Appareil pour la cautérisation de la voûte palatine.

Cet appareil a permis à M. le professeur Nélaton d'employer pour la première fois un procédé qui lui est propre pour la destruction, au moyen d'un chlorure de zinc, d'une tumeur encéphaloïde, dont l'état de dégénérescence faisait redouter l'hémorrhagie (*Clinique de la ville*).

LACOMBE (de Périgueux). Deux appareils pour deux jeunes jumelles (*Division congénitale du palais*).

DUNGLAS. Nez artificiel pour masquer la destruction,

par un cancer, de toute la partie droite de l'aile à la racine (*Faculté de Lima*).

HUGUIER. Appareil appliqué sur la couverture d'un abcès du sinus maxillaire qui avait entraîné la nécrose et la destruction du sinus et de l'arcade dentaire du côté gauche (*Hôpital Beaujon*).

MICHON. Appareil pour combler la cavité résultant d'une ablation d'une portion du maxillaire supérieur pour une nécrose de cet os (*Hôpital de la Pitié*).

VALLET *d'Orléans*. Obturation pour une division congénitale de la voûte et du voile du palais.

BERTHERAND. Destruction complète du nez et de la voûte palatine, légère perte de substance de la portion moyenne du maxillaire inférieur. — Restauration mécanique de toutes ces parties. (Suite de tentative de suicide.) Présenté à la société de chirurgie, 28 avril 1863 (*Hôpital d'Alger*).

LAVERAN. Obturateur pour une perforation palatine avec perte des incisives par suite d'ulcération syphilitique (*Hôpital militaire du Val-de-Grâce*).

RICHET. Nez artificiel pour accidents spécifiques (*Hôpital de la Pitié*).

JARJAVAY. Appareil construit pour un malade de

son service et qui portait une fistule et une nécrose du sinus maxillaire. Cette pièce est con-
struite sur le principe des dentiers à succion
complétement isolée des dents restantes et fixée
au palais par le seul moyen d'une chambre à
air (*Hôpital Saint-Antoine*).

VERNEUIL. Obturateur appliqué après une opération
de staphylorraphie ; le voile a pu être réuni en
partie, et les portions dures de la voûte, séparées par un trop grand espace, n'ont pu être
rapprochées, et la fermeture de l'orifice restant
a nécessité l'emploi de cet appareil (*Hôtel-Dieu*).

MONOD. Obturateur fenêtré avec lunette articulée,
appareil porté depuis cinq ans (*Maison municipale de santé*).

MALGAIGNE. Obturateur à cage en or pour division
congénitale de la voûte et du voile du palais.
Cet appareil est l'un des plus élémentaires que
nous ayons construits, mais il a donné néan-
moins des résultats assez satisfaisants, car nous
n'avons pu obtenir du malade qu'il fût remplacé
par un plus perfectionné (*Hôpital Beaujon*).

LANGENBECK *de Berlin*. Modèle d'une pièce exécutée
pour un malade auquel on avait pratiqué l'ablation du maxillaire supérieur dans sa totalité à
la suite d'un cancer de cette région.

GOFFRES. Appareil rétablissant la symétrie de l'arcade dentaire inférieure détruite par une tenta-

tive de suicide. La figure de cet appareil repré-
sente une arcade dentaire supplémentaire et
appliquée extérieurement à l'arcade dentaire
restante et rétrécie de plus d'un tiers par la
blessure (*Hôpital militaire de Vincennes*).

GOFFRES. Un appareil pour remédier à la perte des
six dents antérieures de la mâchoire supérieure
et d'une portion de l'os incisif emportée par un
coup de pied de cheval (*Même hôpital*).

HARDY. Obturateur pour division congénitale du
voile du palais.—Sujet déjà opéré par M. Roux.

MARJOLIN. Obturateur du voile du palais, seule division congénitale sur un sujet âgé de onze ans
(*Hôpital des enfants malades Sainte-Eugénie*).

SIMPSON *d'Edimbourg*. Obturateur pour une division très-large de la voûte et du voile du palais.

GOSSELIN. Obturateur après staphylorraphie ; le
voile seul ayant pu être réuni (*Hôpital Cochin*).

BOUCHUT. Obturateur pour une division d'origine syphilitique de la voûte et du voile, simulant par
sa disposition une division congénitale chez une
petite fille de onze ans.

Nous avons pu faire profiter cette enfant de
la disposition nouvelle de nos appareils, que
nous appliquons aux cas congénitaux (*Hôpital
Sainte-Eugénie*).

Cusco. Appareil destiné à combler la perte de substance résultant de l'ablation d'une portion du maxillaire supérieur suite de nécrose. Cet appareil est en place depuis six ans (*Hôpital de la Salpétrière*).

Calvo. Appareil à voile mobile pour une nécrose syphilitique d'une portion antérieure du maxillaire supérieur, obturant deux cavités dans la voûte palatine et une fissure dans le voile du palais (*Dispensaire spécial de la cité Trévise*).

Velpeau. Nez artificiel.

Jobert de Lamballe. Appareil contentif à la mâchoire supérieure et maxillaire artificiel pour remédier aux suites d'une ablation de cet os du côté gauche.

Nélaton. Pièce destinée à combler la perte de substance résultant de l'ablation du maxillaire supérieur gauche, pour une tumeur myéloïde.

Cet appareil offre de nombreuses particularités de forme et de construction qui ne peuvent trouver place ici. L'appareil est en place depuis sept ans, et donne les meilleurs résultats (*Hôpital des Cliniques*).

Nombreuses pièces non décrites ici.

Les collections sont soumises à l'examen de MM. les chirurgiens et médecins tous les jours à 4 heures, le dimanche excepté [1].

En prévenant à l'avance, on pourra voir des sujets porteurs des appareils.

(1) Le public est admis également sur demande.

9 782329 025346